AF461151

BAINS DE MER
SOURCE MINÉRALE
ET
STATION HIVERNALE
DU
ROUCAS-BLANC
PLAGE DU PRADO
(MARSEILLE)

PAR

LE Dr CONSTANTIN JAMES
Auteur du *Guide pratique aux Eaux minérales*

(Supplément à la neuvième édition du GUIDE)

MARSEILLE
—
1875

BAINS DE MER
SOURCE MINÉRALE
ET
STATION HIVERNALE
DU

ROUCAS-BLANC

PLAGE DU PRADO

(MARSEILLE)

PAR

LE Dr CONSTANTIN JAMES

Auteur du *Guide pratique aux Eaux minérales*

(Supplément à la neuvième édition du GUIDE)

MARSEILLE

1875

BAINS DE MER
SOURCE MINÉRALE
ET
STATION HIVERNALE
DU
ROUCAS-BLANC
PLAGE DU PRADO
(MARSEILLE)

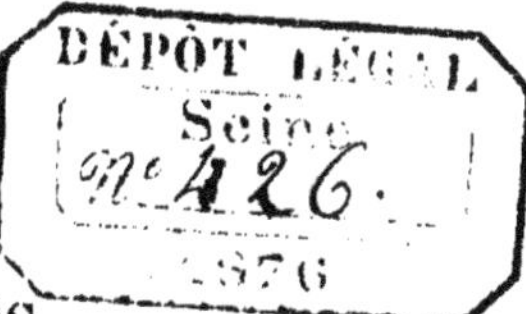

PAR

LE Dr CONSTANTIN JAMES
Auteur du *Guide pratique aux Eaux minérales*

(**Supplément à la neuvième édition du GUIDE**)

MARSEILLE

1875

ROUCAS-BLANC

PLAGE DU PRADO

« Il vient de se fonder à Marseille, à l'extrémité de la ravissante promenade du Prado, sur l'une des plages les plus riantes de la Méditerranée, un vaste établissement thermal qui représente à la fois une station balnéaire et une station hivernale. Cet établissement, appelé Roucas-Blanc (ROCHE BLANCHE), du nom du massif de rochers auquel il est adossé, peut être cité comme un modèle du genre. Et cependant il n'en est fait mention dans aucune des éditions de mon *Guide*, pas même dans la dernière! C'est que celle-ci avait déjà paru lors de sa création, ou du moins de sa prise de possession par les malades. Mais telle est, à tous les points de vue, son importance extrême que je ne saurais attendre, pour en parler, l'époque où j'en publierai une nouvelle. Je veux donc dès maintenant en dire quelques mots, non d'après des renseignements empruntés à des prospectus, toujours plus ou moins intéressés, mais d'après des observations recueillies par moi-même aux lieux d'emploi dans une récente visite que j'ai faite à ces thermes.

« Parlons d'abord de l'établissement du Roucas-Blanc, envisagé comme station balnéaire.

STATION BALNÉAIRE.

« Deux espèces de bains sont administrés au Roucas-Blanc : des bains de mer et des bains d'eau minérale.

BAINS DE MER

« Tandis que nos côtes de la Manche et de l'Océan, mais surtout de la Manche, sont partout semées d'élégants villages que relient entre eux de gracieux cottages et même de véritables palais, celles de la Méditerranée ne représentent autant dire qu'une vaste solitude. Que rencontrez-vous, en effet, sur tout le littoral compris entre Port-Vendres et Cette? Quelques misérables huttes qu'habite une population en haillons et, de distance en distance, d'énormes résidus salins, provenant de l'évaporation de l'eau de mer. Voilà tout. Je ne connais pas de nature plus triste, de sol plus aride, d'aspect plus monotone.

« Telle était également hier encore la plage du Roucas-Blanc. Mais quels merveilleux changements s'y sont opérés, depuis qu'une société puissante l'a transformée comme par la baguette d'un enchanteur !

« Là où la mer venait follement battre un rivage aride, on a construit d'immenses jetées qui emprisonnent, j'ai presque dit qui réglementent ses eaux en les circonscrivant dans deux bassins de quarante mille mètres de superficie. Chaque sexe a son bassin séparé : seulement on a eu soin de ménager une sorte de terrain neutre où l'on peut se baigner en famille. Sur les plates-formes qui représentent les jetées, s'élèvent de petits bâtiments, solidement abrités contre les coups de mer et les coups de vents : ce sont les cabines ; elles peuvent ainsi recevoir jusqu'à cinq cents baigneurs. De ces cabines partent de nombreux escaliers qui aboutissent à un sable fin, formant partout un plancher élastique et moelleux. Enfin, des lignes de pieux, reliés par des cordes, divisent symétriquement les bassins par zones, selon le degré de profondeur à laquelle se trouve le fond.

BAINS D'EAU MINÉRALE

« Nous avons dit que Roucas-Blanc possède également des bains d'eau minérale. Ceux-ci sont alimentés par une source qu'il nous faut tout d'abord faire connaître.

« Source minérale. — Cette source est située à quelques pas seulement du bord même de la mer, et jaillit d'une fissure de rochers, à un mètre au-dessus de ses plus hautes eaux, ce qui rend impossible toute pénétration de l'eau de mer. Elle a une température fixe de 22 degrés ; sa limpidité est parfaite et sa saveur franchement salée, avec un arrière-goût d'amertume. C'est la source la plus minéralisée que nous ayons en France. Ainsi elle renferme, par litre, la somme énorme de 24 grammes de sels ! Ce sont surtout des chlorures et des sulfates à base de soude, de potasse et de magnésie, des bi-carbonates alcalins, une quantité notable de fer et des traces de brome. Elle l'emporte donc de beaucoup, au point de vue chimique, sur les autres eaux similaires de l'Allemagne. Nous verrons de plus dans un instant qu'elle ne leur est nullement inférieure au point de vue médicinal.

« L'eau du Roucas-Blanc est employée à l'intérieur et à l'extérieur.

« A l'intérieur, cette eau est parfaitement supportée par l'estomac. La dose à laquelle on la boit varie suivant les effets que l'on veut produire. Un ou deux verres suffisent pour stimuler doucement l'appareil digestif. Il en faut en moyenne trois ou quatre pour obtenir une purgation véritable.

« A l'extérieur, on l'administre sous toutes les formes, mais spécialement en bains et en douches.

« Les bains représentent autant de petites piscines en marbre blanc, parfaitement disposées dans des cabinets vastes et aérés. Chaque piscine est munie de trois robinets fournissant à volonté de l'eau minérale chaude, de l'eau minérale froide ou de l'eau simple. On peut ainsi donner au bain tous les degrés voulus de température et de force. Ajoutons que plusieurs de ces piscines sont assez spacieuses pour permettre le bain en famille.

« Mais en fait de piscines spacieuses, je ne connais rien de comparable aux deux magnifiques bassins qu'on a institués au centre même de l'établissement, sous de hautes toitures qui, par leur ampleur, leur hardiesse et leur élégance, rappellent nos gares de chemins de fer. Leur surface est de cinq cents mètres carrés. Et cependant l'eau en est constamment renouvelée par un courant qui les traverse! C'est que le rendement de la source alimentaire n'est pas inférieur à 3000 litres par minute. On descend dans ces bassins comme dans une école de natation, par de larges escaliers, et le fond offre de même des pentes insensibles qui permettent aux baigneurs de s'arrêter là où s'arrête leur science de nageur.

« Que dirai-je des douches? Elles réunissent comme variété et comme puissance tout ce que la science moderne a imaginé de plus perfectionné. L'installation hydrothérapique surtout est irréprochable. On cessera d'en être surpris si on se rappelle qu'elle est l'œuvre de notre distingué confrère, le docteur Eugène Fabre, à qui l'Italie doit la plupart des établissements de ce genre dont elle est si justement fière.

« Enfin des hydrofères d'un nouveau modèle permettent de donner les bains médicamenteux les plus compliqués, et une salle d'inhalation installée avec les pulvérisateurs les plus récents, assure le traitement des affections des voies respiratoires.

STATION HIVERNALE

« L'établissement du Roucas-Blanc représente, avons-nous dit, en plus d'une station balnéaire, une station hivernale. Ici encore, l'art n'a eu qu'à mettre à profit ce dont la nature s'était montrée si prodigue. Où trouver en effet un site plus heureusement doté que celui où s'élèvent les nouveaux Thermes?

« On y accède par cette splendide promenade du Prado, d'une longueur de quatre kilomètres, que borde, sur tout son parcours, une triple rangée de platanes à travers lesquels se dessine la gracieuse silhouette de nombreuses et élégantes villas. Une fois parvenu sur la plage, quel plus admirable coup d'œil! Devant vous se profile une mer immense, dont le bassin, par les accidents de sa forme, et la disposition des îles dont il est semé, rappelle à s'y méprendre le golfe de Baïa. Ses eaux reflètent de même la teinte azurée d'un ciel étincelant et sans nuages; ajoutons qu'il y règne une animation beaucoup plus accentuée. C'est au point que, par le va-et-vient continuel des navires qui s'y croisent dans tous les sens et la diversité des pavillons, il. semble qu'on assiste au défilé de toutes les nationalités du globe.

« Établissement thermal. — C'est sur la droite et au pied de la route de la Corniche, dans le point le plus abrité de la plage, que se trouve l'Établissement thermal. Une avenue particulière y conduit. On pénètre, en entrant, dans une grande salle d'attente sur laquelle s'accusent tous les services. Au fond sont les bains de mer, à droite l'hydrothérapie pour dames, à gauche l'hydrothérapie pour hommes. Le reste de l'édifice est consacré aux malades qui viennent, aux approches de la saison rigoureuse, réclamer de Roucas-Blanc les bénéfices de son climat, l'un des plus beaux de la Provence, et l'efficacité de ses bains d'eau minérale. En effet, les deux immenses bassins intérieurs dont nous avons parlé plus haut, ne sont pas destinés seulement à suppléer, pendant l'été, aux bains de mer, quand le mauvais temps empêche de prendre ceux-ci à l'air libre; ils ont de plus pour objet de servir, pendant l'hiver, aux mêmes évolutions balnéaires. Aussi un de ces bassins est-il divisé en deux moitiés, dont une peut être chauffée à volonté. De cette manière le grand bain de piscine, si précieux comme gymnastique, surtout pour les enfants, est possible en toute saison.

« Maintenant que nous voilà suffisamment renseignés sur l'aménagement des nouveaux Thermes, disons un mot de la partie médicinale.

« Partie médicinale. — Tandis que les diverses stations hivernales telles que Cannes, Nice et Menton qui, de Toulon à Vintimille, bordent nos côtes de la Méditerranée, ne doivent leur renommée et leur vogue qu'à un seul agent, leur climat, Roucas-Banc, que favorisent les mêmes conditions climatériques, l'emporte sur chacune par la possession d'un autre agent qui chez toutes fait défaut; je veux parler de ses eaux minérales. On n'a pas oublié, en effet, qu'à côté de l'Établissement jaillit une source saline chlorurée. Or, ses vertus médicinales justifient pleinement ce qu'on pouvait inférer de sa composition chimique.

« Ainsi, c'est une eau éminemment tonique et reconstituante, qui, par sa facilité d'assimilation, agit sur l'hématose à la manière des eaux de Kreuznach et de Nauheim, et, par suite, convient comme elles aux tempéraments lymphatiques et strumeux. Elle possède également des vertus résolutives dont l'action se porte surtout sur les engorgements glanduleux des viscères de l'abdomen et tout spécialement du foie et de la rate : à ce titre, elle n'est pas sans analogie avec les eaux de Kissingen et de Carlsbad. Enfin, comme eau purgative, elle le dispute à Pullna. C'est donc de toutes nos eaux de France celle qui me paraît la plus apte à nous affranchir de l'onéreux tribut que nous payons chaque année aux sources allemandes.

« Puisque telles sont les propriétés de cette source, on comprend qu'elle doive créer, pour l'établissement qui la possède, une clientèle de plus que pour les autres stations hivernales méditerranéennes.

« Celles-ci, en effet, n'ayant pour elles que leur climat, ne sont fréquentées autant dire que par des phthisiques. Roucas-Blanc, au contraire, ayant en plus sa source minérale, deviendra forcément le rendez-vous des malades dont l'état réclame l'emploi des eaux salines chlorurées. Or, que d'affections comprises dans ce dernier groupe!

« Ce sont surtout : l'anémie, avec le nombreux cortége d'accidents qui d'habitude s'y rattachent (aménorrhée, hystérie, chlorose); certaines maladies de la peau, où il est besoin d'entretenir vers l'intestin une action dérivative; les affections du tissu osseux; les constipations opiniâtres; les engorgements spléniques et hépatiques; certains catarrhes et, en particulier, le catarrhe vésical; la goutte, le rhumatisme; enfin les arrêts du développement par débilité organique qu'on observe si souvent chez l'enfance et qui, si on n'y porte remède, impriment promptement à la constitution un cachet de faiblesse indélébile.

« — Je m'arrête, car je crois en avoir dit assez pour faire comprendre quels sont les principaux mérites du nouvel établissement qui vient de faire de Marseille une cité thermale. D'ailleurs, je n'écris point ici une monographie; je transcris de simples notes, et par suite je dois être sobre de détails. »

Constantin JAMES.

— Ainsi s'exprime M. le Dr Constantin James. Nous avons reproduit, sans rien y changer, son exposé si lucide, et nous ne le ferons suivre non plus d'aucun commentaire, la haute position scientifique de l'auteur et sa compétence si parfaite étant pour notre établissement la meilleure comme la plus puissante des garanties. Nous ajouterons seulement quelques documents à l'appui, ainsi que divers renseignements qui n'ont pas pu nécessairement trouver place sous sa plume.

RAPPORT DE M. OSSIAN HENRY

Nous extrayons ce qui suit du Rapport que, sur la demande du Ministre de l'Intérieur, M. Ossian Henry a fait à l'Académie nationale de Médecine :

« A l'extrémité d'une belle promenade qui porte à Marseille le nom de Prado, on trouve une source minérale salée des plus abondantes. Cette source sensiblement thermale, puisqu'elle marque 22 degrés centigrades, sort d'une roche calcaire blanche, située à une grande élévation au-dessus du niveau de la mer qui en est proche et, dans le patois du pays, elle porte le nom de Roucas-Blanc (rocher blanc), ce qui a fait appeler de ce nom la source minérale, *Source du Roucas*.

« L'analyse faite à Marseille y a fait reconnaître la présence d'une grande quantité de chlorure de sodium, accompagnée des principaux sels qu'on rencontre dans les sources salées : de plus, les applications médicales qui ont été tentées avec cette eau, ont paru fournir d'excellents résultats, ainsi que les certificats de plusieurs médecins de Marseille, joints à la lettre ministérielle, en font foi.

« Ces motifs ont suggéré à M. Calvo, propriétaire de la source qui nous occupe, l'intention d'y élever un établissement thermal important, et les autorités locales ont puissamment encouragé ce projet ; mais, avant de le mettre à exécution, comme il était indispensable d'obtenir du Gouvernement l'autorisation d'exploiter la source sous le point de vue médical, une demande a été adressée à M. le Ministre de l'Intérieur.

« C'est par suite de cette circonstance qu'il a, par sa lettre en date du 24 janvier 1852, demandé à l'Académie nationale de Médecine son avis sur l'opportunité de la question, après que l'analyse chimique aurait été répétée dans son laboratoire.

« Cette analyse a été, en conséquence, exécutée sur des échantillons expédiés en bonne forme, et elle nous a fourni presque exactement les mêmes résultats que ceux obtenus précédemment à Marseille.

(*Suivent les détails de l'analyse, détails qu'on lira plus loin dans un tableau comparatif.*)

« L'eau du Roucas appartient aux eaux dites *salées-iodo-bromurées* dont on connaît un grand nombre de sources exploitées, non-seulement pour en extraire le chlorure de sodium, mais aujourd'hui comme agents thérapeutiques.

« Par sa composition chimique, la source qui fait l'objet de ce rapport ne le cède en rien à d'autres du même genre ; elle est d'un produit considérable et pourra répondre aux exigences d'un établissement thermal très-utile un jour pour la ville de Marseille.

« Nous pensons, en conséquence, qu'il est utile d'aider les projets de M. Calvo, leur propriétaire, projets déjà compris par les autorités locales du pays, et nous proposons de répondre à M. le Ministre qu'il y a lieu, sans difficulté, d'accorder l'autorisation demandée. »

OSSIAN Henry.

Les conclusions de ce rapport ont été adoptées A L'UNANIMITÉ par l'Académie de Médecine.

COMPOSITION COMPARATIVE DE LA SOURCE DU ROUCAS-BLANC ET DE QUELQUES SOURCES SIMILAIRES DE L'ALLEMAGNE ET DE LA FRANCE.

POUR UN LITRE D'EAU	ROUCAS-BLANC	KISSINGEN	KREUZNACH	WIESBADEN	NIEDERBRONN	BOURBONNE	BALARUC
	gr.	gr.	gr.	gr.	gr.	gr.	gr.
CHLORURE DE SODIUM......	18.0974	5.2713	9.5201	6.8334	3.0885	5.783	6.842
CHLORURE DE MAGNESIUM .	2.6242	0.5776	0.0248	0.2039	0.2111	0.393	1.074
CHLORURE DE CALCIUM	»	»	1.7333	0.4709	0.0794	»	»
CHLORURE DE POTASSIUM...	0.5140	0.5084	0.1268	0.1458	0.1319	»	»
CHLORURE DE LITHIUM.....	»	0.0607	0.0097	0.1058	0.0043	»	»
BI-CARBONATE DE CHAUX...	0.1273	1.3926	»	»	0.1791	1.148	0.270
BI-CARBONATE DE MAGNÉSIE	0.3954	0.0340	0.1763	»	0.0285	»	0.035
BI-CARBONATE DE FER......	0.0090	0.4389	0.0260	traces	0.0101	»	trace
CARBONATE DE STRONTIANE.	»	»	0.0092	traces	»	»	»
CARBONATE DE BARYTE	»	»	0.0008	traces	»	»	»
SULFATE DE SOUDE........	1.6786	»	»	»	»	»	»
SULFATE DE MAGNÉSIE.....	»	0.8968	»	»	0. 899	»	0.823
PHOSPHATE DE SOUDE......	0.0030	»	»	»	»	»	»
SELS D'ALUMINE...........	0.0050	»	»	0.0002	traces	0.136	»
IODURE ALCALIN..........	»	»	0.0204	»	traces	»	»
BROMURE ALCALIN	traces	0.0029	0.0404	0.0125	0.0107	0.065	0.003
SILICE ET SILICATES........	»	0.[illegible]95	0.0409	0.0399	0.0150	0.120	0.012
	23.9451	9.4427	11.8279	8.2436	3.8368	7.645	9.059

Ainsi la source du Roucas-Blanc renferme deux fois plus de principes salins que la source la plus minéralisée parmi les eaux de la même classe! De pareils chiffres parlent assez d'eux-mêmes pour que nous nous abstenions d'en faire ressortir la valeur et la portée.

ACTION MÉDICINALE

DE LA SOURCE DU ROUCAS-BLANC

Voici, d'après M. le Dr Eugène Fabre, médecin de l'établissement, l'indication des maladies pour lesquelles les eaux du ROUCAS-BLANC peuvent être le plus avantageusement employées[1].

« ANÉMIE. — L'anémie que tant de causes font naître, l'état de faiblesse générale, qui en est la conséquence obligée ; la tristesse, l'ennui, les envies de pleurer, les dispositions aux crises nerveuses et les crises nerveuses elles-mêmes ; l'*hystérie* qui en est souvent la conséquence ainsi que la *chlorose* et l'*aménorrhée* trouvent dans l'eau du Roucas-Blanc un remède énergique.

« AFFECTIONS CHRONIQUES DE LA PEAU. — Toutes les affections cutanées en général reconnaissant pour cause un vice du sang, il est rationnel de penser que l'eau du Roucas-Blanc, prise à dose purgative, agit comme dépuratif du sang, en même temps que le traitement dans la piscine ou dans les

1. Consulter son remarquable travail sur l'Anémie, ainsi que l'excellent Rapport des docteurs Girard, Roberty, d'Astros et Rousset sur les propriétés médicinales de la source du Roucas.

bains agit comme modificateur des fonctions de la peau.

« Constipation habituelle. — Cette maladie spéciale aux femmes, ou aux employés et aux hommes qui, par leur habitude ou leurs occupations, demeurent longtemps assis ; aux personnes qui vont souvent en voiture, ou montent fréquemment à cheval, etc., trouve un soulagement complet par l'usage d'un verre d'eau du Roucas-Blanc, pris tous les matins à jeun.

« Engorgements du foie. — La constipation opiniâtre peut conduire à des engorgements des viscères du bas-ventre, et par conséquent du foie ; les peines morales, les grands chagrins, les violentes douleurs donnent aussi fréquemment naissance à des maladies de cet organe. Tout le monde connaît les effets de cette déplorable affection. La couleur bistrée et jaunâtre de la peau ; la difficulté des digestions ; la profonde mélancolie ; les douleurs quelquefois intolérables, dans toute la région abdominale, mais principalement sur la partie latérale droite ; les hémorroïdes qui donnent lieu parfois à des hémorrhagies inquiétantes et toujours avec souffrances, etc.

« L'eau du Roucas-Blanc, prise à la dose habituelle de deux verres par jour, remédiera au plus grand nombre des états douloureux que nous venons de signaler ; employée ensuite hydrothérapiquement elle complète les heureux effets commencés par la boisson.

« Hémorroïdes. — Les hémorroïdes peuvent n'être qu'un des symptômes de la maladie du foie, que l'on a qualifiée du nom d'*hépatite chronique*, et nous venons de voir dans le paragraphe précédent comment il convient de les soigner. Si elles sont dues à une constipation opiniâtre, il faut les traiter comme nous l'avons indiqué en entretenant la liberté du ventre par un verre d'eau du Roucas-Blanc pris tous les matins à jeun.

« Hystérie. — L'*hystérie* se manifeste par accès, dont le caractère principal consiste dans le sentiment d'une boule qui semble partir de la matrice, remonter vers l'estomac avec une chaleur plus ou moins vive, ou un froid glacial, et se porter ensuite à la poitrine et au cou, où elle produit une espèce d'étouffement et de strangulation. Si l'accès est fort, ces phénomènes sont suivis de pertes de connaissance, de mouvements convulsifs souvent très violents ; enfin la respiration, la circulation et les autres fonctions organiques peuvent être suspendues. Souvent les malades se plaignent de violentes douleurs à la tête. On désigne aussi cette maladie sous le nom de *vapeurs*, de *maux de nerfs*, d'*attaques de nerfs*.

« L'eau du Roucas-Blanc employée en boisson et en douches générales et locales produira des effets remarquables, si l'on se soumet en même temps à une hygiène convenable.

« Ictère. — L'ictère appelée plus communément « jaunisse » peut être causée par une affection chronique du foie, tout aussi bien que par une altération accidentelle de cet organe.

« Dans l'un comme dans l'autre cas, l'eau du Roucas-Blanc prise en boisson, à une dose légèrement purgative et continuée pendant quelques jours, produit des effets remarquables et abrège la durée d'une maladie beaucoup plus désagréable que douloureuse.

« HYDROPISIES. — On donne le nom d'*hydropisie* à tout épanchement de sérosité dans une cavité quelconque du corps ou dans le tissu cellulaire. Il y a des *hydropisies actives* et des *hydropisies passives*. Les *hydropisies actives* sont celles qui sont dues à un accroissement de l'action sécrétoire, et portent un flux anormal de sang dans les capillaires artériels de la partie qui est le siége de la maladie. Les *hydropisies passives* sont celles qui sont le résultat d'un obstacle au cours du sang ou à l'absorption de la sérosité produite.

« Les hydropisies, quelles qu'elles soient, sont le plus souvent symptomatiques d'une lésion primitive; c'est donc vers l'organe principalement affecté que l'attention du médecin doit naturellement se porter et le traitement être dirigé. Mais en dehors, ou simultanément avec les remèdes rationnels qui devront combattre la cause de l'hydropisie, l'eau du Roucas-Blanc prise à dose purgative, et un traitement rationnel externe, produiront des effets remarquables et des guérisons inattendues.

« RHUMATISMES; GOUTTE. — Les phénomènes de ces affections et les symptômes qui les caractérisent sont trop connus pour que nous en fassions ici une description même succincte. Nous nous bornerons donc à dire qu'un traitement hydro-sudothérapeutique par l'eau du Roucas-Blanc et l'usage quotidien de cette eau en boisson, constituent un remède souverain pour les combattre.

« MALADIES DES OS; LYMPHATISME; SCROFULE. —

Le *ramollissement* des os et toutes les maladies qui en sont la conséquence, les *engorgements des glandes lymphatiques*, les *indurations scrofuleuses de la peau*, trouvent dans l'usage des bains du Roucas-Blanc, des douches, des immersions dans la piscine, un soulagement d'autant plus considérable que l'air de la mer et les bains de mer eux-mêmes viennent concourir au traitement de ces diverses maladies.

— « Il serait trop long d'énumérer tous les cas dans lesquels l'eau du Roucas-Blanc est efficacement employée. Qu'il nous soit seulement permis de dire que tous les appareils susceptibles de faire arriver cette eau sur les organes affectés de maladies dans lesquelles les agents qu'elle contient pourront être de quelque utilité, existent dans l'établissement, et que les personnes atteintes de *tubercules scrofuleux* trouveront un grand soulagement, sinon la guérison de leurs maux, dans les salles de respiration et d'inhalation qui y sont installées. Combien de *phthisies* commençantes qui auraient été arrêtées dès le début, si elles avaient eu à leur disposition ce moyen curatif ! »

ÉTABLISSEMENT THERMAL

L'Établissement thermal de Roucas-Blanc offre aux baigneurs un confortable qui n'est surpassé dans aucun établissement de ce genre : Promenade avec rangées d'arbres, vaste salle d'attente, fraîche en été, chauffée en hiver, cabines spacieuses, vastes quais, promenoirs, larges escaliers descendant à la mer. Par sa position exceptionnelle, cet établissement permet aux baigneurs et aux malades de suivre en toute saison leur traitement, l'adjonction des eaux thermales leur offrant un avantage qui n'existe nulle part ailleurs.

TARIFS DES BAINS ET DOUCHES

BAINS DE MER

Cabine et Bain (linge compris)	1	»
Piscine et Douche froide (dito)	1	50
Bain chaud ou Douche chaude (dito)	2	»
Cabine de luxe (dito)	2	50
Cabine hors classe (dito)	5	»

HYDROTHÉRAPIE

Eaux minérales. — Eaux de mer. — Eaux douces

Baignoires, Douches, Inhalation, Piscine

A la température des sources	1	50
Chauffée à n'importe quel degré	2	»

(Dans les tarifs ci-dessus se trouve compris le prix du linge, mais non celui des médicaments.)

ABONNEMENTS

N° 1. — 12 Douches Bain froid (linge compris)	15	»
N° 2. — 12 Douches Bain chaud (dito) . .	18	»

Avec aller et retour par Omnibus ou Bateau.

N° 1. — 12 Douches Bain froid (linge compris)	23	»
N° 2. — 12 Douches Bain chaud (dito) . .	27	»

La facilité des moyens de transport et la modicité de

leurs prix permettent aux voyageurs, qui préféreraient le séjour de la ville, de s'y loger dans les hôtels et de ne se rendre à l'établissement que pour y prendre leurs bains.

LINGE PRIS EN SUPPLÉMENT

1 Peignoir	» 15
1 Drap.	» 15
1 Couverture de laine.	» 25
1 Serviette.	» 05
1 Caleçon.	» 10
1 Costume de bain	» 30

NOTA. — Les Chefs d'institution, de pensionnats ou de communautés religieuses, en s'entendant d'avance avec le Directeur de l'Établissement, obtiendront pour leur maison des réductions sur les prix indiqués.

TARIF DE L'EAU MINÉRALE POUR BOISSON

Le prix d'entrée à la Buvette est de 15 centimes, mais les personnes qui suivent la cure peuvent prendre un abonnement renouvelable de quinze en quinze jours, au prix de 1 fr. 50 c. par quinzaine.

L'eau du Roucas-Blanc supporte parfaitement le transport. On la trouve dans toutes les pharmacies principales et dans tous les dépôts d'eaux thermales. Prix 75 cent. le flacon.

LOGEMENTS

Les baigneurs trouveront, dans les Hôtels et Villas situés sur la plage, les avantages d'une habitation à la campagne te du voisinage de la mer.

L'administration se charge, sur demande, d'en procurer les locations.

GRAND HOTEL VICTORIA ET DES BAINS DE MER

Situé sur les bords de la mer
à l'extrémité sud du Prado et à 300 mètres de l'établissement thermal

Cet hôtel offre à MM. les Étrangers et aux personnes d'une santé délicate les avantages d'une habitation de famille.

Appartements très-confortables en plein midi et en vue de la mer
Salons de réunion — Journaux français et étrangers
Beau Jardin

Le RESTAURANT de l'HÔTEL VICTORIA est l'objet de soins assidus. La cuisine et le service de table, ainsi que le service de l'hôtel, sont la préoccupation incessante du propriétaire.

Prix modérés
Arrangements favorables pour familles — Table d'hôte
Service à la Carte
Service dans les appartements
Chambres depuis 2 fr. 50 — Nourriture 7 fr. par jour

SERVICE d'OMNIBUS desservant la ligne du Prado et les bains de Roucas-Blanc. Station devant l'hôtel.

MOYENS DE TRANSPORTS

On arrive aujourd'hui à l'Établissement par deux voies : la voie de mer et la voie de terre.

VOIE DE MER : Un bateau à vapeur part du bas de la Cannebière à trois heures du soir et à toutes les demi-heures.

VOIE DE TERRE : Les omnibus qui font le service du Prado partent du cours Saint-Louis à 7 heures du matin et à tous les quarts d'heure.

Les bateaux et les omnibus sont autorisés à délivrer

aux voyageurs des billets d'aller et retour, l'entrée à l'Établissement comprise, au prix de : 1 fr.

Les voyageurs porteurs de billets d'aller et retour délivrés, soit par les bateaux à vapeur, soit par les omnibus des bains, auront la faculté d'emprunter, pour le retour, la voie de mer ou la voie de terre, à leur choix.

RENSEIGNEMENTS

Pour les renseignements généraux, s'adresser au directeur, M. Désiré Michel, boulevard de la Magdeleine, 34, à Marseille.

Pour les renseignements particuliers (tarifs, notices, règlements, prospectus, etc.), s'adresser à M. Eugène Michel, régisseur, à l'établissement.

Enfin, pour les renseignements médicaux, s'adresser à M. le docteur Eugène Fabre, à l'établissement.

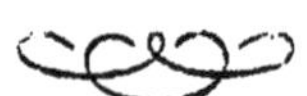

BIBLIOGRAPHIE

Guide pratique aux eaux minérales, aux Bains de mer et aux stations hivernales, par le docteur CONSTANTIN JAMES.

CONTENANT : La Description détaillée de tous les établissements thermaux et de toutes les plages balnéaires. — Des Études sur l'hydrothérapie ancienne e moderne. — Un Traité complet des diverses maladies pour lesquelles on se rend aux eaux, avec l'indication en regard des sources appropriées au traitement de chacune. — Un Mémoire sur le danger des eaux minérales. — Montaigne aux eaux. — Enfin, la Description comparative des principales stations du Midi où il convient d'envoyer les malades pendant l'hiver, et plus spécialement l'Égypte.

Appendice. — Des Éruptions de la face (*acné, couperose, bouton chancreux*), et de leur traitement par une nouvelle méthode.

Supplément. — BAINS DE MER, SOURCE MINÉRALE ET STATION HIVERNALE DU ROUCAS-BLANC, *Plage du Prado* (Marseille).

Un volume cartonné, tranches rouges, de 740 pages, avec une Carte itinéraire des eaux et des Gravures sur acier. — 9e édition. Prix 10 fr.

Paris, G. Masson, place de l'École-de-Médecine, 17, éditeur.

Typographie Lahure, rue de Fleurus, 9, à Paris.

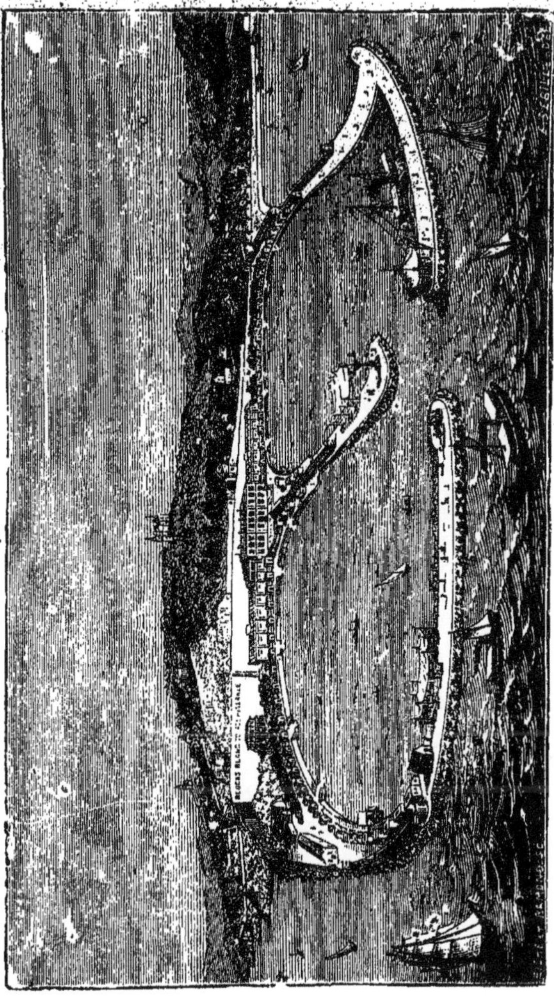

Typographie Lahure, rue de Fleurus, 9, à Paris.

www.ingramcontent.com/pod-product-compliance
Ingram Content Group UK Ltd.
Pitfield, Milton Keynes, MK11 3LW, UK
UKHW020226180726
13838UKWH00005B/2223

9 782329 401119